中国疾病预防控制中心
中国科学技术协会科学技术普及部 组织编写

寨卡病毒病

公众防护问答

余宏杰　主编
高　福　主审

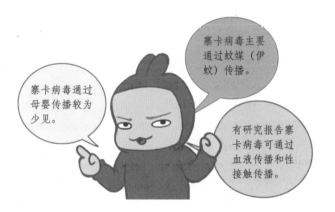

科学普及出版社
·北京·

图书在版编目（CIP）数据

寨卡病毒病公众防护问答 / 中国疾病预防控制中心组织编写． —— 北京：科学普及出版社，2016.2
ISBN 978-7-110-09364-1

Ⅰ．①寨▉　Ⅱ．①中▉　Ⅲ．①蚊科—虫媒病毒—病毒病—预防（卫生）—问题解答
Ⅳ．① R183.5-44

中国版本图书馆 CIP 数据核字 (2016) 第 031955 号

寨卡病毒病公众防护问答

策划编辑：秦德继　辛　兵
责任编辑：胡　萍　刘赫铮
责任校对：凌红霞
责任印制：李春利
绘　　画：漫画兔
封面摄影：董亚洲
出版发行：科学普及出版社
地　　址：北京市海淀区中关村南大街16号（邮编：100081）
电　　话：（010）62103373　传　真：（010）62179148
网　　址：http://www.cspbooks.com.cn
经　　销：全国新华书店
印　　刷：北京科信印刷有限公司
开　　本：787毫米 ×1092毫米　1/24
印　　张：2.5
字　　数：63千字
版　　次：2016年2月第1版
印　　次：2016年2月第1次印刷
书　　号：ISBN 978-7-110-09364-1/R·851
定　　价：18.00元

编委会

主　编: 余宏杰

主　审: 高　福

副主编: 王　林　陈秋兰

编写人员 (按姓氏笔画排序) :

　　　　刘凤凤　牟　笛　张子科

　　　　郑亚明　郑建东　周　升

　　　　殷文武　耿启彬　耿梦杰

序一

继 2013 年我国出现 H7N9 禽流感疫情，2014 年西非暴发埃博拉疫情后，近期美洲等地的寨卡病毒病（Zika virus disease）又成为新闻的"热点"。此时此刻，人们不会忘记刚刚平息的西非埃博拉疫情带给人类的惨痛教训，对 2003 年 SARS 带来的危害我们也记忆犹新，还会想起历史上霍乱、鼠疫、流感等重大传染病灾难带给人们的恐慌。因此，公众在关注寨卡病毒病疫情发展的同时，也提出了一系列重要的问题，如"还会不会有更多的输入性病例，会不会在我国引发暴发及流行，我们能否有效地控制"等。带着这些问题，在中国疾病预防控制中心和中国科学技术协会科学普及部的支持下，高福院士组织专家及时编写了这本小册子，以飨读者。

寨卡病毒是一种蚊媒病毒，发现于 1947 年，以往其活动范围狭窄，仅限于非洲和亚洲之间的赤道地区。2014—2015 年这次流行波及美洲、非洲及东南亚多个国家，由于高度怀疑其可能与流行地区急剧上升的新生儿小头畸形发病率相关，近期备受世人关注。世界卫生组织（WHO）于 2015 年 2 月 1 日宣布这起疫情已构成"国际公共卫生紧急事件"。美洲等地区告急，世界担忧，中国怎么办？目前我国已经报告了三例自委瑞内拉和萨摩亚的输入病例，会引发暴发流行吗？我国继续出现输入病例的风险有多高？我国有什么样的技术储备与管理经验来应对这一新发疾病？《寨卡病毒病公众防护问答》试图逐一分析、回答这些问题，帮助公众释疑解惑。更为重要的是，希望由此增强公众对我国多年来构筑的疾病预防控制和公共卫生应急体系应对各种可能风险能力的信心，以此切实保障全国人民的健康和育龄妇女优生优育。

希望这本小册子能够满足公众获取寨卡病毒及其相关知识的愿望，对公众正确理解和防控寨卡病毒病有所帮助。

王 宇

（中国疾病预防控制中心主任）

2016 年 2 月 21 日

序二

人类与新发传染病的"战争"一直就没有停止过。最近几年来，禽流感、埃博拉、中东呼吸综合征（莫斯）等一个个传染病接连发生。在我们与这些传染病的"战斗"仍在紧张进行的情况下，寨卡病毒突然袭来。其实，埃博拉的"火"还没有真正扑灭，因为我们发现感染的幸存者可以长期带毒（精液带毒可以超过一年）；中东呼吸综合征自 2012 年以来一直在中东地区时有发生，还不时地传到世界其他国家（最近又在泰国发生了输入性病例）；H7N9 禽流感在我国已经发生四个年头了，H5N6 新型禽流感也在我国南方一些地方发生了感染人事件；凡此种种，新发传染病一直困扰着我们。寨卡病毒在南美洲暴发，被高度怀疑与新生儿小头畸形存在关联，因此世界卫生组织在 2 月 1 日宣布这是"国际公共卫生紧急事件"，引起世界关注，也促使我们编写这本公众防护问答，以飨读者。

中国疾病预防控制中心是我国集"疾病防控、卫生应急、科学研究、教育培训"四项职能为一体的综合专业性公益性单位，广大工作人员在做好自己本职工作的同时，时刻没有忘记科学普及工作。科学普及工作具有十分重要的作用，可让公众及时、准确了解各种公共卫生事件，不信谣不传谣，做到胸有成竹，能够防患于未然。这也是我们公共卫生工作者的重要职责与社会担当。我中心在前两年已经组织编写了《埃博拉出血热公众防护问答》和《中东呼吸综合征公众防护问答》两本科普书，在寨卡病毒输入我国国门之际，本书作为传染病防护公众知识问答系列的第三册与读者见面了。

感谢科学普及出版社暨中国科学技术出版社第一时间约稿，以及春节期间认真工作的编辑胡萍等同志们，更要感谢我的同事余宏杰博士带领的团队加班加点编写完成这本书稿。书稿编写时间紧、任务重，难免会有疏漏，敬请读者指正。

高　福

（中国科学院／第三世界科学院院士，中国疾病预防控制中心副主任，
中国科学院大学存济医学院院长）

2016 年 2 月 21 日

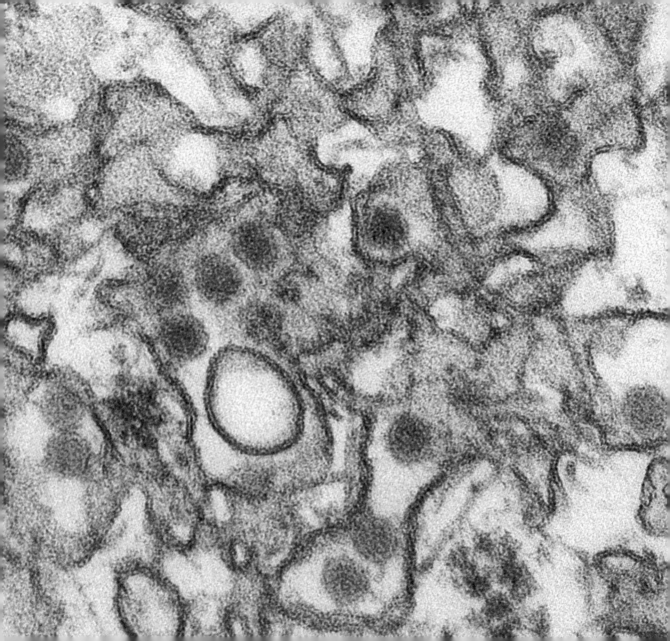

前言

　　寨卡病毒病是寨卡病毒感染所致的一种急性传染病，主要由埃及伊蚊传播，其发病症状类似登革热，大多数人呈隐性感染，发病症状较轻，重症极少。但是2014—2015年这次席卷美洲、非洲及东南亚多个国家的寨卡病毒病大流行，可能导致了成千上万的新生儿小头畸形，近期引发了国际社会的广泛关注。由于强烈怀疑妊娠期感染寨卡病毒是新生儿小头畸形的罪魁杀手，2015年2月1日，世界卫生组织宣布此次寨卡病毒病疫情为"国际公共卫生紧急事件"。这是世卫组织第三次宣布"国际公共卫生紧急事件"，此前两次是2009年的甲型H1N1流感疫情和2014年的埃博拉病毒病疫情。

　　目前我国已经报告了三例从委内瑞拉和萨摩亚旅行回国的输入病例。我国与美洲、非洲及东南亚国家在劳务、商务、留学教育等领域合作紧密，相关人员往来密切，输入风险仍然随时存在。目前，国际上尚无批准上市的针对寨卡病毒病的特效治疗药物和疫苗，因此，及时发现疑似病例、做好个人防护和感染控制对于疫情防控尤为重要，这就需要公众对该病有科学、理性的认识。为了让普通公众了解寨卡病毒病的基本知识，做到脑中有知识、心里不慌张，在中国科协科学普及部的支持下，我们组织中国疾病预防控制中心有关专家编写了《寨卡病毒病公众防护问答》一书，对寨卡病毒病的发现和流行历史、传播途径、危险因素、临床表现、治疗和预防手段以及寨卡病毒感染与不良妊娠结局的关联等公众关心的热点问题进行了科学解答，希望能够起到释疑解惑、消除恐慌和科学地进行健康宣传、教育的作用。

　　本书适用于普通公众和从事寨卡病毒病防治的相关专业人员阅读、参考。由于编者学识有限，书中难免存在不完善之处，恳请广大读者批评指正。随着对寨卡病毒病认识的不断深入，本书还将适时修订、更新。

余宏杰

（中国疾控中心传染病监测预警重点实验室常务副主任，传染病预防控制处处长）

2016年2月21日

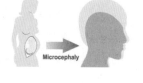

Microcephaly

目 录 CONTENTS

一、概述

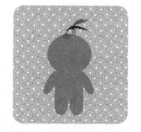

伊蚊刺吸寨卡病毒感染者

伊蚊被寨卡病毒感染

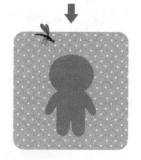

伊蚊将寨卡病毒传染给他人

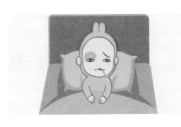

二、临床表现与治疗

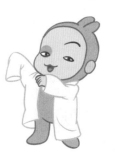

三、寨卡病毒与妊娠

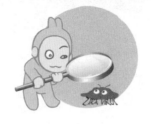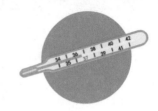

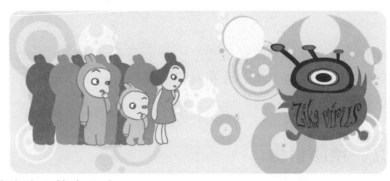

四、小头畸形与寨卡病毒

五、预防措施

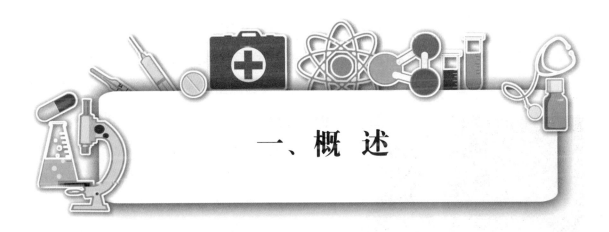

一、概　述

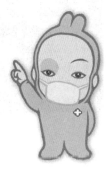

1. 什么是寨卡病毒病？

　　寨卡病毒病是由寨卡病毒（Zika virus，ZIKV）引起的一种主要由蚊媒传播的病毒性疾病，其典型临床表现为急性发热伴皮疹、关节痛、结膜炎，其他症状还包括肌痛和头痛等。约 80% 的感染者为隐性感染，20% 的感染者可出现上述临床症状，一般持续 2～7 天后自愈，需住院治疗的重症病例较少见，死亡病例更少，但部分病例可出现格林—巴利综合征（Guillain—Barré 综合征）及自身免疫性并发症。

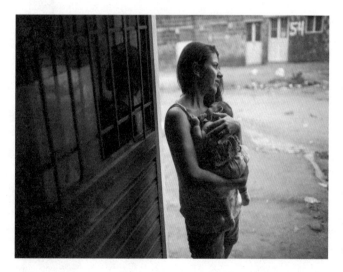

　　寨卡病毒病确切的潜伏期未知，有限资料提示可能为 3～12 天。寨卡病毒病的临床表现、流行及传播特点与登革热和基孔肯雅热相似，需要通过实验室检测才能确诊。尚无特效治疗药物和疫苗，但可预防。截至 2016 年 2 月 19 日我国确诊了 4 例（包括台湾 1 例）输入病例，但尚未发现寨卡病毒的本地传播。

巴西的一位母亲怀抱着出生即患小头畸形症的女儿（可能因感染寨卡病毒所致）
来　　源：http://www.nytimes.com/2015/12/29/health/zika-virus-brazil-mosquito-brain-damage.html

2. 什么是寨卡病毒？

寨卡病毒（Zika virus，ZIKV），属黄病毒科的黄病毒属，呈球形，直径 40 ～ 70nm，有囊膜。基因组为不分节段的单股正链 RNA，基因组长约 10794 kb，两端是非编码区域，可分为亚洲和非洲两个基因型。血清学检测与登革热病毒、黄热病毒及西尼罗病毒等其他黄病毒有较强交叉反应。

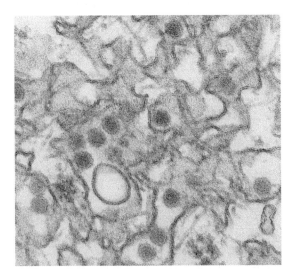

寨卡病毒于 1947 年在乌干达恒河猴中首次发现，1952 年在乌干达和坦桑尼亚的人体中分离出。多年来仅在非洲和南亚地区发现散在感染病例。2007 年，在密克罗尼西亚联邦的雅蒲岛发生暴发疫情。2013 年以来，西太平洋、美洲和非洲陆续报告相关病例和疫情。2015 年，寨卡病毒病疫情在中南美洲快速扩散，其中巴西为重灾区。

寨卡病毒的电镜照片（病毒颗粒直径 40 纳米，外面有囊膜，里面是内核）
来　　源：http://phil.cdc.gov/phil/details.asp?pid=20487

3. 寨卡病毒病在哪些国家流行？

寨卡病毒于 1947 年在乌干达非人灵长动物中首次被发现，1952 年在乌干达和坦桑尼亚首次发现人间感染。1951 年到 1981 年，在一些非洲国家，如乌干达、坦桑尼亚、埃及、中非共和国、塞拉利昂和加蓬，以及部分亚洲国家，如印度、马来西亚、菲律宾、泰国、越南和印尼，均出现了人类感染寨卡病毒的案例。2007 年，在密克罗尼西亚联邦雅浦群岛首次报告了寨卡病毒病暴发疫情。2013 年，在法属波利尼西亚发生寨卡病毒病疫情。2014 年，该病毒先后在法属波利尼西亚、复活节岛、南美洲、中美洲和加勒比海地区传播。2015 年，巴西、智利、哥伦比亚、萨尔瓦多、危地马拉、墨西哥、巴拉圭、苏里南、佛得角和委内瑞拉等多个国家发现了感染寨卡病毒的病例，疫情尤以巴西较为严重。2014 年到 2015 年，巴西出现多例寨卡病毒感染病例，呈现大范围流行趋势。

我国台湾地区于 2016 年 1 月 10 日发现首例境外输入寨卡病毒感染个案，为一名泰籍男性入境时确诊。截至 2 月 19 日我国大陆地区共报告 3 例输入病例。

目前非洲、美洲、东南亚和西太平洋地区多个国家均有该病的本地流行。

4. 寨卡病毒的主要传播途径是什么？

寨卡病毒主要通过蚊媒（伊蚊）传播，伊蚊刺吸了寨卡病毒感染者后被感染，再次刺吸时可将病毒传播给其他人。

寨卡病毒通过母婴传播较为少见。曾有研究证实，寨卡病毒可通过胎盘由母亲传播给胎儿，导致胎儿先天性寨卡病毒感染。有寨卡病毒血症的孕妇在分娩过程中，可能会将寨卡病毒传播给新生儿。虽然在乳汁中检测到寨卡病毒 RNA，但尚未发现新生儿通过哺乳途径感染寨卡病毒的报道。

有研究报道寨卡病毒可以通过性接触和血液传播。

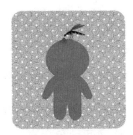

伊蚊刺吸寨卡病毒感染者

伊蚊被寨卡病毒感染

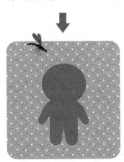

伊蚊将寨卡病毒传染给他人

寨卡病毒主要传播途径

5. 什么样的蚊子能传播寨卡病毒？

目前已知寨卡病毒的传播媒介是伊蚊。我国的伊蚊主要是白纹伊蚊，部分地区有埃及伊蚊分布；南美洲的伊蚊主要是埃及伊蚊，当前寨卡病毒主要在南美洲流行，所以寨卡病毒主要由埃及伊蚊传播。尚未见有关白纹伊蚊的传播力的报道，根据登革病毒和基孔肯尼亚病毒两种黄病毒可以通过白纹伊蚊传播，推测寨卡病毒也可能通过白纹伊蚊传播。

6. 我国哪些地方有伊蚊？

埃及伊蚊在全球热带地区广泛分布。在我国主要分布在海南省、广东省雷州半岛、云南省的边境区域和台湾南部。

白纹伊蚊分布广泛。在我国，南起海南岛，北至辽宁南部，西至陕西宝鸡都有分布记载。

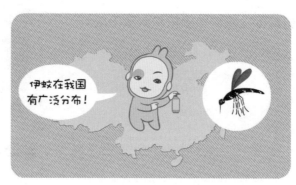

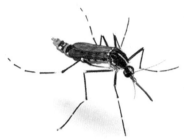

7. 伊蚊的习性如何？

伊蚊幼虫主要滋生在临时或间歇性水体，或人工和植物容器较为洁净的积水中，多数季节高峰见于雨季或雨季末。伊蚊成蚊的活动性较差，一般活动范围在方圆直径 100 米内，最长可达方圆直径 400 米，其活动范围与宿主、滋生地、栖息地和风向等有关。伊蚊一般在白天叮咬人，黎明和黄昏为活动高峰。伊蚊胚胎发育成熟的卵耐干、耐低温。

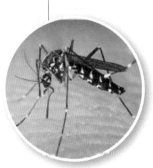

埃及伊蚊主要滋生于室内，为家栖蚊种。幼虫主要滋生在居民区周围或室内的容器积水中，尤其是在室内饮用贮水缸中、水培植物、花盆托、腌菜坛、饮水机等；主要是雌蚊吸食人血。埃及伊蚊白天吸血，且通常近黄昏和早晨各有一次刺叮高峰。

白纹伊蚊主要滋生于室外，为半家栖蚊种。幼虫主要滋生于人居附近的竹筒、树洞、石穴、废轮胎以及缸罐等容器积水中，也见于菠萝等植物的叶腋。白纹伊蚊白天对人的攻击性强，而且多次吸血。雌蚊主要在白昼和黄昏刺吸人和动物的血液，通常是日出前后和日落前后各有一次刺叮高峰。

8. 寨卡病毒可以人传人吗？

有研究报道，寨卡病毒可以通过性接触和血液传播。也曾有研究证实寨卡病毒可以通过胎盘由母亲传播给婴儿。

9. 寨卡病毒可以母婴传播吗？

曾有研究自孕妇胎盘中检测出寨卡病毒，证实寨卡病毒可通过胎盘由母亲传染给胎儿，导致胎儿先天性寨卡病毒感染。也可能在分娩过程中，将寨卡病毒传播给新生儿，但这种可能性很低。在乳汁中能够检测到寨卡病毒 RNA，但尚没有寨卡病毒通过哺乳而感染新生儿的报道。因此，即使在寨卡病毒病流行地区，仍然鼓励母乳喂养。

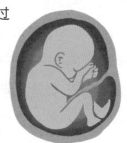

10. 寨卡病毒可以通过性接触传播吗？

目前科学研究证明，寨卡病毒可以由男性向其女性性伴传播。在目前（截至 2016 年 2 月 19 日）已经报道的两起通过性传播的案例中，均是患病的男性感染其女性性伴。其中一起是在男性患者出现症状的前几天感染了其性伴。对该病毒可以在寨卡病毒病患者的精液中存活多长时间尚不明确，现有证据证明寨卡病毒在精液中存活的时间比在血液中存活的时间长，有研究表明寨卡病毒在精液中存活的时间为 27 ～ 62 天。此外至于感染了寨卡病毒但未出现症状的男性精液中是否存在病毒、感染了寨卡病毒但未出现症状的男性是否可以通过精液传播寨卡病毒、感染了寨卡病毒的女性是否可以将病毒传播给其性伴，目前也尚不明确。

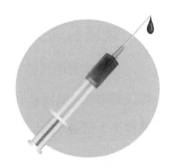

11. 寨卡病毒病的易感人群有哪些？

人群对该病毒普遍易感。孕妇被感染后，可能导致新生儿小头畸形。但尚无证据表明孕妇比其他人群对该病毒更易感。

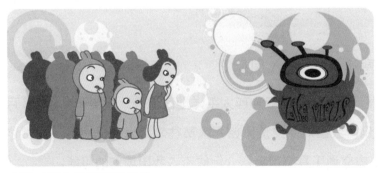

人群对寨卡病毒普遍易感

寨卡病毒病公众防护问答

12. 我国目前有寨卡病毒病吗？

　　寨卡病毒病目前主要流行于美洲、非洲、东南亚和西太平洋等国家和地区。我国部分地区的地理、气候及蚊虫分布与上述地区相似，目前（截至 2016 年 2 月 19 日）我国台湾确诊了 1 例输入病例，大陆确诊了 3 例输入病例，尚未发现寨卡病毒的本地传播。

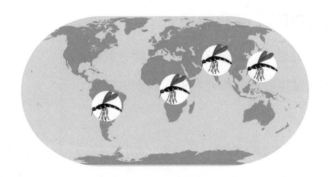

13. 我国是否仍然存在寨卡病毒输入风险？

　　目前已知寨卡病毒在非洲、美洲、东南亚和西太平洋地区流行。截至 2016 年 2 月 19 日我国共确诊 4 例输入病例。我国对外交流紧密，人员往来频繁，仍然存在从上述疫区输入疫情的风险，也存在由交通工具将带毒媒介伊蚊带入我国境内的可能。

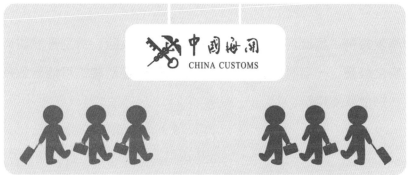

对外交流紧密，人员往来频繁，存在从疫区输入疫情的风险

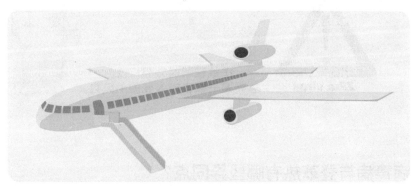

交通工具有将带毒媒介伊蚊带入我国境内的可能

14. 寨卡病毒病能在我国广泛传播吗？

我国南方部分地区存在可传播寨卡病毒的埃及伊蚊，存在白纹伊蚊的地区更加广泛，而且近年来与之传播方式相似的登革热疫情与年俱增，并在南方部分省份引起了较大规模的暴发疫情。因此存在寨卡病毒输入我国的风险，特别是我国南方部分地区夏秋季伊蚊密度较高，一旦有病例输入，由于人群普遍易感，可能导致疫情在局部地区传播扩散，形成暴发疫情。

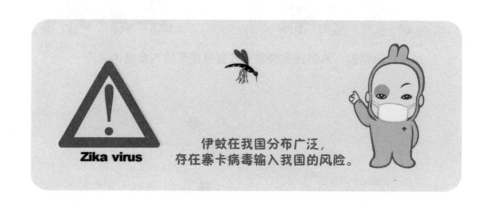

15. 寨卡病毒病与登革热有哪些异同点？

寨卡病毒病与登革热是由不同病原引起的症状体征相似的传染病，二者在血清学检测有较强的交叉反应，均流行于全球热带及亚热带地区，均由被感染的蚊媒（伊蚊）叮咬传播给人类，均可表现为隐性感染。人群对其普遍易感，临床上难以鉴别，需通过实验室检测进行鉴别。二者的异同详见右页表格。

寨卡病毒病与登革热的异同

	寨卡病毒病	登革热
病原学	属黄病毒科黄病毒属	小型黄病毒，属于黄热病毒属
型别	亚洲和非洲两个基因型	有 4 个血清型 (DENV-1、DENV-2、DENV-3 和 DENV-4)
基因组大小	直径约 40 ～ 70nm，有囊膜的单股正链 RNA	直径 45 ～ 55nm，有囊膜的单股正链 RNA
理化特性	病毒不耐酸、不耐热，60℃ 30 分钟可灭活，70% 乙醇、1% 次氯酸钠、脂溶剂、过氧乙酸等消毒剂及紫外照射均可杀火病毒	对热敏感，56℃ 30 分钟可灭活，但在 4℃ 条件下其感染性可保持数周之久。超声波、紫外线、0.05% 甲醛溶液、乳酸、高锰酸钾、龙胆紫等均可灭活病毒
传染源	患者、隐性感染者和感染寨卡病毒的非人灵长类动物是该病可能的传染源；带毒的伊蚊是其传播媒介	登革热患者、隐性感染者和感染登革病毒的非人灵长类动物是该病的传染源，带毒的伊蚊是其传播媒介
传播途径	主要由埃及伊蚊传播，也可能通过白纹伊蚊传播；可以通过性接触传播	主要由埃及伊蚊及白纹伊蚊传播
易感性	人群普遍易感，但感染后仅部分人发病	人群普遍易感，但感染后仅有部分人发病
临床严重性	感染后，80% 为隐性感染，需要住院治疗的重症病例较少，死亡病例更少。孕妇感染后可能会导致胎儿出现小头畸形	感染后，多可表现为登革热，部分患者可导致出血热、休克综合征等重症表现，甚至引起少量死亡
临床症状	临床症状与登革热相似，包括发热、皮疹、关节痛、肌肉痛、头痛、结膜炎、眼后痛和呕吐等。该病毒感染可能导致少数人出现神经和自身免疫系统并发症，孕妇感染后可能会导致胎儿出现小头畸形	临床表现复杂多样。典型的登革热病程分为三期，即急性发热期、极期和恢复期。可表现为发热，可伴畏寒，24 小时内体温可达 40℃；急性发热期在颜面四肢出现充血性皮疹或点状出血疹；在极期严重者可发生休克及其他重要脏器损伤等
诊断	可以通过病毒特异性核酸、IgM 抗体、中和抗体、病毒分离等手段进行检测	急性期血清检测出 NS1 抗原或病毒核酸，或分离出登革病毒或恢复期血清特异性 IgG 抗体滴度呈 4 倍以上升高
治疗	目前尚无针对该病的特效治疗药物，主要采取对症治疗，即缓解疼痛、退热、补水等。治疗原则同登革热	目前尚无特效的抗病毒治疗药物，主要采取支持及对症治疗措施。治疗原则是早发现、早诊断、早治疗、早防蚊隔离
预防措施	与登革热的预防措施类似，但目前尚无疫苗	环境治理防止蚊子滋生，清除积水、翻盆倒罐，清除蚊虫滋生地；在发生疫情的地区要穿长袖衣、在身体裸露部位涂抹防蚊水、使用蚊虫驱避剂或使用蚊帐等。登革热疫苗已在巴西、墨西哥和菲律宾注册使用

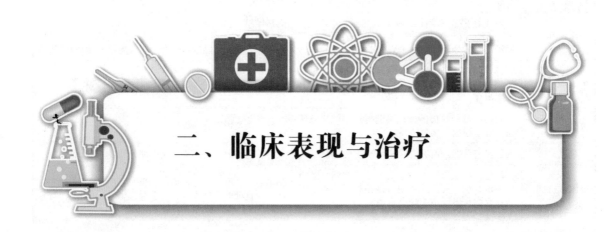

二、临床表现与治疗

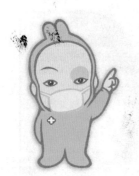

1. 寨卡病毒病有哪些症状和体征？

寨卡病毒病是由寨卡病毒感染引起的一种急性传染病，缺乏特异性临床表现，最常见的症状是发热、皮疹、关节痛和结膜炎；其他常见症状包括肌痛、头痛、眼后痛和呕吐等。

此外，研究表明，少数患者可能会出现格林—巴利综合征等神经和自身免疫性并发症，但较为罕见。目前有证据提示，孕妇感染寨卡病毒可能会引起胎儿发生小头畸形。

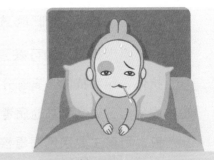

如出现发热并伴有下列任何症状，要尽快看医生：
● 肌痛或关节痛
● 头痛、特别是伴有眼后痛、出疹
● 结膜炎（红眼）

2. 寨卡病毒病是如何诊断的？

由于寨卡病毒病症状不典型，与登革热、基孔肯雅热等其他蚊传疾病非常相似。需要结合患者的流行病学史、临床表现和特异性实验室检测结果进行诊断。

在流行病学史不详的情况下，可根据临床表现、辅助检查和实验室检测结果做出诊断。以病人症状和近期病史为基础（比如，蚊子叮咬，或者到已知有寨卡病毒病传播的地区旅行），通过实验室检测可确诊。

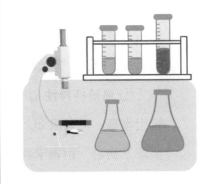

感染寨卡病毒可通过实验室检测确诊

3. 寨卡病毒有哪些实验室检测方法？

寨卡病毒感染可以通过病毒特异性核酸、IgM抗体、中和抗体、病毒分离等手段进行检测。寨卡病毒与黄病毒属其他病毒具有较强的血清学交叉反应，目前主要采用病毒核酸检测。一般认为发病7天内患者血标本病原学检测阳性率较高。

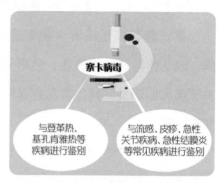

寨卡病毒病与其他疾病鉴别

（1）病原学检测

① 核酸检测：通常用 RT-PCR 的方法进行寨卡病毒核酸检测，是目前早期诊断、早期发现寨卡病毒病病例的主要检测方法。

② 病毒分离：将标本接种于蚊源细胞（C6/36）或哺乳动物细胞（BHK21、Vero）进行分离培养，用检测核酸的方法鉴定病毒。也可使用乳鼠脑内接种进行病毒分离。

（2）血清学检测

① 血清特异性 IgM 抗体：发病 3 天后可检出病毒特异性 IgM 抗体，但发病 7 天后检出率高。可采用 ELISA、免疫荧光等方法检测。IgM 抗体阳性，提示患者可能新近感染寨卡病毒，但寨卡病毒 IgM 抗体与登革病毒、黄热病毒和西尼罗病毒等黄病毒有较强的交叉反应，易产生假阳性。

② 中和抗体：采用空斑减少中和实验方法检测。患者恢复期血清中和抗体阳转或滴度较急性期呈 4 倍及以上升高，且排除登革、乙脑等其他常见黄病毒感染，可以确诊。

4. 寨卡病毒病应与哪些疾病相鉴别？

寨卡病毒病需与登革热、基孔肯雅热等疾病进行鉴别诊断。此外，还需要与微小病毒、风疹、麻疹、肠道病毒、立克次体病等相鉴别。当患者有可疑流行病史时，需考虑本病可能，通过特异性的实验室病原学或血清学检测加以确诊。

5. 寨卡病毒病有特效药吗？

目前尚无已批准上市治疗寨卡病毒病的特效药。

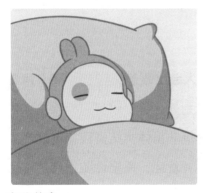

充分休息

6. 寨卡病毒病如何治疗？可以治愈吗？

绝大部分寨卡病毒病患者仅有轻微症状，一般持续 2～7 天后痊愈，一般以对症和支持治疗为主，主要包括以下几方面：

① 充分休息；

② 大量饮水，充分补液，避免脱水；

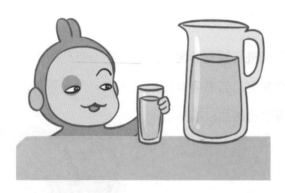

大量饮水

③ 可应用对乙酰氨基酚缓解发热、疼痛症状；

④ 在排除登革热前，避免应用阿司匹林、布洛芬、萘普生等非甾体类抗炎药（NSAIDs），避免诱发出血症状；

⑤ 患者在发病第一周应做好防蚊隔离，避免传播疾病。

7. 寨卡病毒病严重吗？

感染寨卡病毒后，约 80% 的人为隐性感染，20% 的人会出现临床症状。寨卡病毒病为症状轻微的自限性疾病，大多数情况下不需要做出特别处理，以对症治疗为主，酌情服用解热镇痛药；在排除登革热之前避免使用阿司匹林等非甾体类抗炎药物治疗。少数患者可能会出现格林—巴利综合征等神经和自身免疫性并发症，需要住院治疗的重症病例较少见，死亡病例更少。

格林—巴利综合征可由多种病毒引起，并可影响任何年龄的人。尚不了解是什么原因引发该综合征。其主要症状包括肌肉无力和四肢麻刺感。如呼吸肌受到影响，则可发生严重并发症，需住院治疗。受格林—巴利综合征影响的大多数人会痊愈，有些人可能会持续出现乏力等症状。

此外，目前有证据表明，孕妇感染寨卡病毒可能造成胎儿小头畸形。2015 年上半年，巴西暴发寨卡病毒病以来，新生儿小头畸形发生率由既往的 1～2 例 /10000 活产上升至约 20 例 /10000 活产。目前专家认为当地不正常的高小头畸形发生率可能与寨卡病毒病流行有关。需要开展更多研究以证实寨卡病毒感染和新生儿小头畸形之间的因果关系。

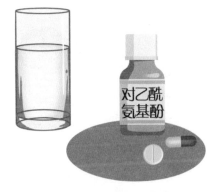

可使用缓解发热、疼痛的药物

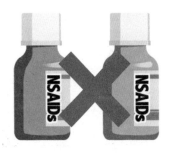

情况未明前，避免应用非甾体类抗炎药（NSAIDs）

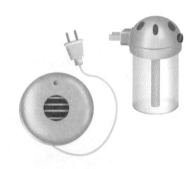

患者发病第一周，做好防蚊隔离

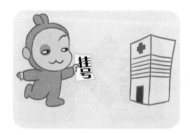

两周内去过疫区，并被蚊子叮咬，出现临床症状应及时就医

8. 如何知道自己感染了寨卡病毒？感染了寨卡病毒，一定会发病吗？

如果过去两周内去过寨卡病毒病流行地区，并被当地蚊子叮咬过，当出现寨卡病毒病的临床症状时，应及时就医，在医生指导下，通过实验室检测明确诊断。

不是所有感染了寨卡病毒的人都会进展为寨卡病毒病患者。根据美国疾病预防控制中心的数据，每5名感染者中只有1名会发病。

9. 如果出现类似寨卡病毒病的症状和／或体征，该怎么办？

如出现疑似寨卡病毒感染的临床症状，应在条件允许下尽快就医，保证充足的休息，补充液体，避免脱水，可服用对乙酰氨基酚等减轻发热疼痛症状，不要服用阿

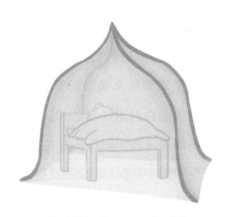

防蚊措施之一：悬挂蚊帐

司匹林或其他非甾体类抗炎药，以避免引发出血症状。患者在发病第一周可能具有传染性，需做好防蚊隔离，例如在家中使用蚊帐、杀虫剂、使用驱避剂，避免蚊虫叮咬。若孕期妇女曾到过有寨卡病毒感染病例报告的国家旅行，在出现疑似症状后，应及时就医，并且主动说明旅行史。

10. 接触寨卡病毒病患者后，会得病吗？

寨卡病毒主要通过蚊媒传播，一般接触患者不会得病，但与病人接触时应做好个人防蚊措施，尽量身着长衣长裤（首选浅色衣服），减少皮肤暴露；采用纱网门窗等物理屏障；以及悬挂蚊帐等。尽量避免被叮咬过病人的蚊虫叮咬。

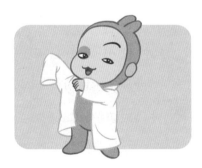

防蚊措施之二：身着浅色长衣长裤，减少皮肤暴露

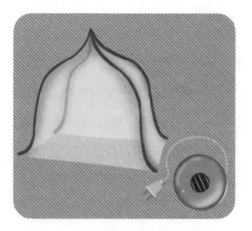

对寨卡病毒病患者应进行防蚊隔离

11. 寨卡病毒病患者需要隔离吗？

对寨卡病毒病患者应进行防蚊隔离，对急性期病例防蚊隔离期限从发病日起不少于 7 天，且应持续到发热症状消退。重症病例应住院治疗。在做好病例管理和一般院内感染控制措施的基础上，医疗机构应落实防蚊灭蚊措施，防止院内传播。医疗卫生技术人员在开展诊疗及流行病学调查时，应采取标准防护和防蚊防护等措施。

12. 寨卡病毒病患者家属可以陪护吗？

对于家属是否可以陪护，建议遵照医嘱。一般而言，家属可以陪护寨卡病毒病患者，但应做好个人防护，如穿长袖衣裤，使用蚊虫驱避剂，按照产品说明上的使用剂量、频次涂抹于皮肤外露的部位，或在衣服上喷洒，避免被蚊虫叮咬。家庭提倡使用蚊帐、安装纱门纱窗等防蚊措施；可使用蚊香、气雾剂等家用卫生杀虫剂进行防蚊、灭蚊。

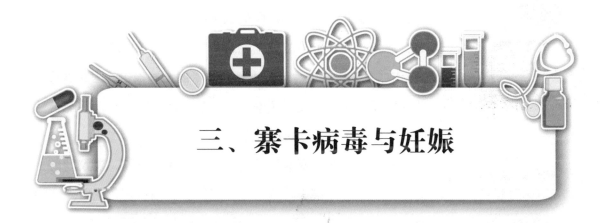

三、寨卡病毒与妊娠

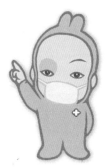

1. 孕妇应该关注寨卡病毒病吗？

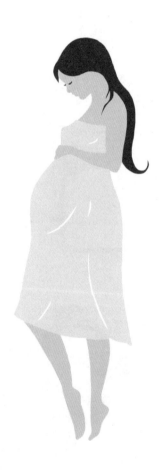

国际社会目前正在开展进一步研究，以证实孕妇感染寨卡病毒与新生儿小头畸形之间的因果关系。就目前掌握的知识而言，建议孕妇及备孕的妇女均应更加小心，采取防蚊措施，以免受蚊虫叮咬，并应考虑推迟到有寨卡病毒病报告的国家旅行。如果你已怀孕并怀疑得了寨卡病毒病，请及时就医，并配合医生在妊娠期间加强对胎儿的监测。

对于生活在有寨卡病毒病报告的国家的孕妇，建议同前，即严格采取防治蚊虫叮咬措施，包括穿长袖衣裤，使用安全的驱避剂，使用蚊帐，使用纱门窗等。如果怀疑得了寨卡病毒病，要及时就医，听从医生的建议采取相应的医学检查和措施。

2. 孕妇感染寨卡病毒会影响胎儿吗？

2015 年上半年巴西首次暴发寨卡病毒病，9 月份在暴发地区就出现了小头畸形儿发病率急剧升高。巴西卫生部组织有关机构进行调查，初步结果证明孕妇感染寨卡病毒可能导致其新生儿出现小头畸形。但目前仍需要进一步的研究证实两者之间的因果关系。因此，对于孕妇，建议严格采取防蚊措施，避免蚊虫叮咬。

3. 我怀孕了，可以去有寨卡病毒病报告的国家吗？

基于当前对寨卡病毒的认识，建议已经怀孕的妇女，无论处于妊娠早期、中期还是晚期，都应该考虑推迟到存在寨卡病毒病流行的地区旅行。确实要去这些地区旅行的妊娠妇女，应该主动咨询医生或其他卫生工作人员，获取建议，并在旅行期间严格采取避免蚊虫叮咬的措施。

由于寨卡病毒病正在蔓延，流行地区可能随着时间推移发生改变，我国有关部门将更新旅行建议，请密切关注（信息获取渠道见本书"五、预防措施"第10题）。

4. 我正在备孕，可以去有寨卡病毒病报告的国家吗？

正在备孕的妇女或者考虑备孕的妇女及其伴侣，在前往这些地区之前要咨询医务人员，获取建议，并在旅行期间严格采取避免蚊虫叮咬的措施。目前有科学证据证实寨卡病毒可以通过性接触传播，因此妇女及其伴侣在旅行期间均应严格采取避免蚊虫叮咬的措施。

由于寨卡病毒病正在蔓延，流行地区可能随着时间推移发生改变，我国有关部门将更新旅行建议，请密切关注（信息获取渠道见本书"五、预防措施"第10题）。

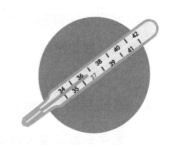

5. 我怀孕了，并且刚去过有寨卡病毒传播的国家旅行，我该怎么办？

最近有过寨卡病毒病病例报告国家旅行史的孕妇，即使没有出现类似症状也应向医务人员报告其旅行史并进行咨询，由医生决定是否进行病毒检测。特别是在旅行途中或者旅行归来2周内，如果出现发热、皮疹、关节疼痛、红眼等症状，要及时就医并向医生说明旅行史，由医生决定是否进行病毒检测。

6. 我怀孕了，如果去有寨卡病毒流行的地区旅行，在旅行中或者旅行归来后出现不适该怎么办？

此种情况应该及时就医，特别是在旅行途中或者旅行归来2周内，如果出现发热、皮疹、关节疼痛、红眼等症状，要及时就医并向医生说明旅行史，由医生决定是否进行病毒检测。

7. 我曾到有寨卡病毒病报告的国家旅行，如果怀孕，还可以实现安全妊娠吗？

寨卡病毒感染人后在血液中通常只存活几天到一周。在病毒清除之后怀孕，其胎儿不会再受影响。当前有证据表明寨卡病毒可以通过性接触传播，寨卡病毒在精液中存活的时间较血液长，有研究结果表明超过 20 天该病毒仍可在精液中存活，但目前尚未有关于多长时间该病毒可以从精液清除的数据。如果男性配偶曾到有寨卡病毒疫情国家旅行，考虑备孕前请咨询医务人员。

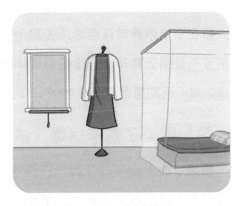

孕妇和哺乳妇女尽可能选用穿长袖，用蚊帐、纱窗等物理驱蚊方法

8. 如果我刚去过有寨卡病毒病报告的国家，可以备孕吗？

我们不知道孕妇感染寨卡病毒后导致其胎儿发生小头畸形的风险有多高。寨卡病毒感染人后在血液中通常只存活几天到一周。在病毒清除之后妊娠，其胎儿不会再受影响。当前没有证据证实孕妇感染寨卡病毒会导致未来的妊娠出现出生缺陷的不良结局。最近去过有寨卡病毒病报告的国家的妇女，在考虑备孕时，应该在回国后咨询专业医务人员。

9. 我曾经感染过寨卡病毒，将来如果怀孕会分娩出小头畸形婴儿吗？

我们不知道孕妇感染寨卡病毒导致其婴儿发生小头畸形的风险有多高。寨卡病毒感染人后在血液中通常只存活几天到一周。在病毒清除之后妊娠，其胎儿不会再受影响。当前没有证据证实寨卡病毒感染从体内清除后还会导致未来的妊娠出现出生缺陷的不良结局。对于近期患寨卡病毒病的妇女，在考虑备孕时，建议在康复后咨询专业医务人员。

10. 孕妇感染了寨卡病毒，该怎么办？

感染了寨卡病毒的孕妇，应该常规进行产前检查并向医务人员咨询，按照医生的建议加强胎儿监测。世界卫生组织正在制定有关的专业指导意见。

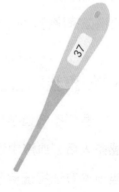

11. 妇女由于担心寨卡病毒，想推迟妊娠该怎么办？

是否推迟妊娠的决定权在于个人。若要推迟妊娠，则要采取避孕措施。避孕方式有多种，包括长效和短效，可按照个人需要和偏好进行选择。建议向医务人员咨询。

12. 孕妇由于担心胎儿小头畸形，想终止妊娠该怎么办？

在有寨卡病毒疫情的地区，大多数妇女仍然可以正常分娩。如果孕妇由于担心新生儿小头畸形，想终止妊娠，应该咨询医务人员，对风险进行合理评估，听取专业建议。

13. 如果一名女性发生了无保护性行为，由于害怕感染寨卡病毒不想怀孕该怎么办？

此种情况下应该采取紧急避孕措施，可到药店自行购买紧急避孕药，按照说明书指导服药。如果在国内，还可以拨打 12320 咨询相关问题。

14. 感染了寨卡病毒的母亲，能给婴儿喂奶吗？

目前尚无研究证实寨卡病毒可以通过母乳传播。目前世界卫生组织推荐：感染了寨卡病毒的母亲，仍可采用母乳喂养。按照世界卫生组织对母乳喂养的建议，应该纯母乳喂养至 6 个月。

15. 孕妇应该采取哪些措施防止蚊虫叮咬？

由于寨卡病毒主要通过伊蚊传播，建议孕妇和备孕妇女采取严格的防蚊虫叮咬措施，包括：

① 搞好工作和生活环境卫生，清理积水，详见本书"五、预防措施"的第 4 题。尽量不去环境卫生差、植物覆盖率高的地方休息或活动。

② 使用电蚊拍、纱窗和纱门等物理灭蚊防蚊措施。

③ 去医院、公园和社区绿地等活动或休息时，应先在暴露皮肤表面涂抹少量驱避剂（含避蚊胺 DEET）测试，若无过敏或不良反应，可按说明书使用驱蚊剂。

④ 睡觉时要使用蚊帐，特别要预防白天活动的伊蚊叮咬。

16. 孕妇使用蚊虫驱避剂安全吗？

一般而言，经过注册登记（可核实卫生杀虫剂注册登记号码）的蚊虫驱避剂对于非过敏体质的普通人群是安全的。世界卫生组织也推荐孕妇可使用驱避剂，认为驱避剂（包含 DEET）对孕妇是安全的。建议孕妇严格按照蚊虫驱避剂的产品使用说明书，并经过皮肤测试后使用。对于过敏体质的孕妇和哺乳妇女，可选用物理驱蚊方法，如穿长袖衣裤，使用蚊帐及纱门窗等。

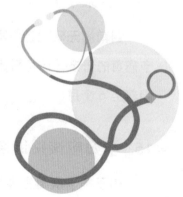

17. 孕妇到寨卡病毒病传播的国家旅行过，需要检测寨卡病毒吗？

如果你在旅行回来两周之内有发热、皮疹、关节疼痛，或者出现红眼，请及时就医，并明确告知医生你的旅行史，即说明怀孕时曾到有寨卡病毒病报告的国家旅行，由医生决定是否需要进行寨卡病毒的检测。

18. 孕妇在有寨卡病毒病报告的国家停留了数周或数月，需要检测寨卡病毒吗？

这种情况下，出于各种原因，我们不建议对这类孕妇普遍进行寨卡病毒检测。首先，检测结果可能具有假阳性，因该病毒与其他相关病毒存在交叉反应。其次，我们也并不明确检测结果阳性的孕妇出现不良妊娠结局的风险有多高。对于孕妇感染后不发病和发病的两种不同情况，其导致不良妊娠结局的风险是否有所不同，也尚未明确。

19. 在有寨卡病毒病传播的国家生活的孕妇，需要检测寨卡病毒吗？

此种情况下请咨询当地的医务人员，医务人员会按照当地卫生当局发布的相关指导文件，告知孕妇是否需要检测以及进行何种检测。

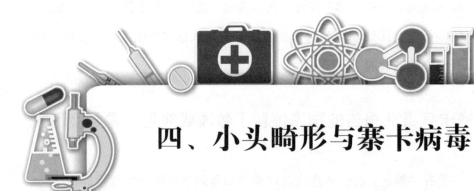

四、小头畸形与寨卡病毒

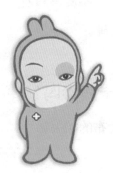

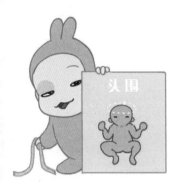

世界卫生组织定义疑似
小头畸形的头围标准为
≤ 32 厘米

1. 什么是小头畸形？

小头畸形（Microcephaly）指婴儿头围显著小于相同胎（月）龄及同性别婴儿的平均头围。世界卫生组织定义疑似小头畸形的头围标准为 ≤ 32 厘米。目前对于小头畸形没有公认的定义，但大多数情况下认为，头围小于同胎龄（月龄）及性别均数的差值超过两个标准差时为小头畸形。小头畸形是由于婴儿大脑在怀孕期间未发育或在出生后停止发育，而导致头部偏小。小头畸形还可能同时合并其他重大出生缺陷。

小头畸形的婴儿常会伴随一系列其他疾病，取决于小头畸形的严重程度，包括：癫痫、发育迟缓（如语言、坐、立、行走等）、智力障碍（如日常生活中的学习和活动能力较弱）、行动和平衡能力差、进食困难（如吞咽困难）、听力受损和视力受损等。上述疾病可重可轻且持续终身，在某些情况下甚至可能危及生命。由于婴儿出生时无法预测小头畸形会对其造成何种影响，因此小头畸形婴儿必须在常规检查时接受密切随访，监测其生长发育情况。

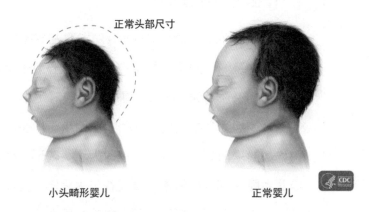

小头畸形婴儿与正常婴儿对比图
图片来源：美国疾控中心网站，www.cdc.gov

2. 小头畸形的成因有哪些？

造成小头畸形的原因目前尚无定论，可能由一系列的遗传和环境因素所致。可能的致病环境因素包括母体怀孕期间感染了诸如风疹、弓形体病和巨细胞病毒等病原体、严重营养不良（即严重缺乏营养或无充足食物）、接触了有害物质（如酒精、某些药物或有毒化学制剂）等。研究人员目前正在开展研究以确认寨卡病毒感染与小头畸形之间的因果关系。

3. 小头畸形如何诊断？

　　小头畸形可以在妊娠期间和新生儿出生后进行诊断。妊娠期可通过 B 超进行筛查，筛查时间为中期妊娠（孕第 13～27 周）的后期或晚期妊娠（孕第 28 周及其后）的前期。新生儿出生后，可通过测量头围并将新生儿头围与同年龄同性别儿童的头围参考值进行比较以筛查。头围测量应在新生儿出生至少 24 小时后进行，以排除产道挤压对头围的影响。如怀疑新生儿为小头畸形，应开展辅助检查协助诊断，CT 或 MRI 扫描可协助明确新生儿大脑结构情况，并协助判定异常是否由于宫内感染（母亲在妊娠期间将病原体传播给胎儿）所致，同时也能发现其他合并异常。

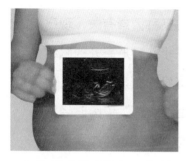

小头畸形可以通过 B 超进行筛查

4. 小头畸形可以早期识别吗？

　　可以，在中期妊娠（孕第 13～27 周）的后期或晚期妊娠（孕第 28 周及其后）的前期即可通过 B 超筛查胎儿小头畸形。

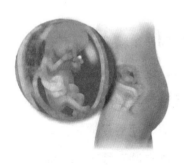

中期及晚期妊娠期间可以识别胎儿小头畸形

5. 寨卡病毒是小头畸形的罪魁祸首吗？

目前已证实小头畸形与孕期感染、营养不良、有毒物质暴露等多种因素有关，现已有多个研究报道新生儿小头畸形与寨卡病毒感染有关联。例如，在小头畸形患儿的脑组织和其母体羊水中都发现了寨卡病毒，巴西科学家还发现病毒可能经由胎盘传给胎儿。此外，2015年上半年寨卡病毒暴发以来，据病毒重灾区巴西卫生部统计，该国已经增加了3893例新生儿小头畸形症，其中49例夭折，224例被证实与寨卡病毒感染有关，在此之前平均每年只有160例新生儿小头畸形。但这些证据尚不能确认寨卡病毒与小头畸形的病因关系，尚需进一步的研究加以证实。

6. 小头畸形能治疗吗？

小头畸形持续终身，无法治愈且没有标准治疗方案，治疗方案因严重程度不同而有所差异。情况较轻的小头畸形儿童除了头部尺寸略小外无其他症状，这些婴儿需要定期检查监测生长发育情况。对于情况较重的小头畸形婴儿，则需着重治疗其他问题（如癫痫、发育迟缓、智力障碍、行动和平衡能力差、进食困难、听力受损、视力受损等）。早期发育促进服务，言语治疗、作业治疗和物理治疗等早期干预措施有助于提高小头畸形儿童身体和智力机能使其达到最佳水平，在某些情况下，还需要药物对癫痫和其他症状进行治疗。

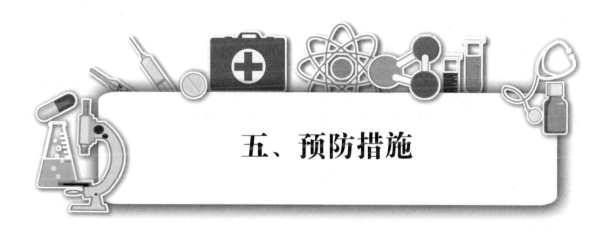

五、预防措施

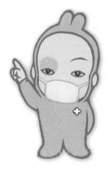

1. 目前全球是否有预防寨卡病毒病的疫苗？

疫苗是预防传染病的最有效手段之一。目前还没有研发出预防寨卡病毒感染的疫苗。

2. 我们应如何预防寨卡病毒病？

预防寨卡病毒感染的最佳保护方式是防止蚊子叮咬。防止蚊子叮咬会保护人们免患寨卡病毒病，也不会患上通过蚊媒传播的其他疾病，比如登革热、基孔肯雅热和黄热病。此外，由于目前有研究证实寨卡病毒可以通过性传播，寨卡病毒病患者在体内病毒清除之前，应禁止性生活，或者在性生活时使用安全套，防止传播给他人。由于目前尚不明确病毒在精液中可存活的时长，因此尚不能明确告知寨卡病毒病患者需要持续多长时间采取性传播防护措施。

3. 我们应如何避免被伊蚊叮咬？

应尽量避免清晨、黄昏时段在室外绿地等伊蚊较多的地方长时间滞留。应做好个人防护，如穿长袖衣裤、使用蚊虫驱避剂等个人防护措施，避免被蚊虫叮咬。家庭提倡使用蚊帐、安装纱门纱窗等防蚊措施；可使用蚊香、气雾剂等家用卫生杀虫剂进行防蚊、灭蚊。

4. 我们应如何清除居住环境的蚊虫滋生地？

伊蚊喜欢在清洁的小积水中产卵滋生。家庭、单位、学校主要滋生地有：饮水缸、储水池或缸、花瓶、花盆等有用的功能性积水容器，闲置的瓶、罐、缸等无用积水容器，竹筒、树洞、汽车轮胎、楼房反樑及雨水沟、地下室集水井等。外环境、公园等主要滋生地有：绿化带的塑料薄膜、废弃易拉罐、饭盒、塑料杯积水容器等，闲置或废弃的瓶、罐、缸等无用积水容器、废弃的汽车轮胎、市政管网的管井、竹筒、树洞、植物叶腋等。

滋生地具体的处理方法如下：

① 翻盆倒罐，清除闲置无用积水。清除废弃的容器，暂时闲置未用的容器应当逐一翻转倒放。

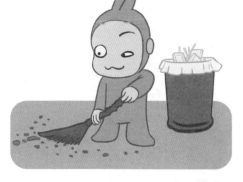

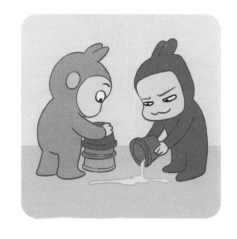

② 清除卫生死角和垃圾。清除绿化带和卫生死角的塑料薄膜、一次性塑料容器。

③ 管理饮用水或功能性容器积水。饮用水容器或功能性容器积水要求严密加盖，每 5～7 天换水 1 次，不能定期换水的可放养食蚊鱼等。

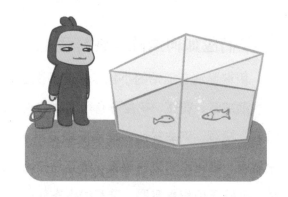

④ 种养水生植物的花瓶，每 5～7 天换水 1 次，冲洗植物根部，彻底洗刷容器内壁；大型莲花缸、池，可放养食蚊鱼等。

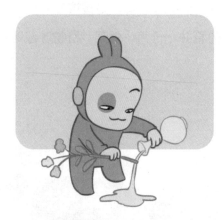

⑤ 竹筒树洞的治理。公园、学校、园林景点的竹筒、树洞要用灰沙等堵塞，或对留根的竹筒，采用"十"字砍刀法，使其有裂缝不再积水。

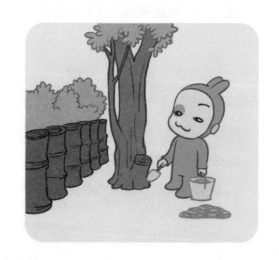

⑥ 治理轮胎。轮胎要求叠放整齐并存放在室内或避雨的场所，如要堆放室外，要用防雨布严密遮盖，不积雨水。如不能有效遮盖，须对废弃轮胎进行打孔处理，防止积水。对于不能清除积水的轮胎，可使用双硫磷等灭蚊幼剂处理。

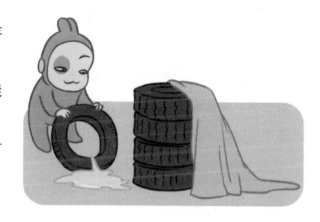

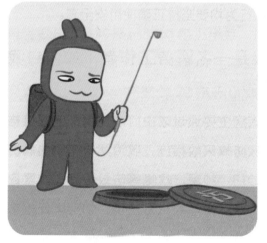

⑦ 对于其他不能清除的积水，例如密闭市政管网的管道井、地下室或地下车库的集水井、建筑工地积水等，采取投放长效灭蚊幼剂控制蚊虫滋生。

5. 对一般公众有哪些旅行建议？

世界卫生组织 (WHO) 未因寨卡病毒病建议实行任何旅行或贸易限制，或者入境筛查。

建议公众前往寨卡病毒病暴发流行地区前，了解寨卡病毒病的临床表现和相关知识，提高警惕。旅行途中应加强个人防蚊保护措施，如穿长袖衣裤、使用蚊虫驱避剂、蚊帐、蚊香等，避免蚊虫叮咬。建议孕妇尽量避免前往疫区。若在旅行途中或旅行后出现发热等不适时，应及时就医，并告知相关旅行史。此外，旅行者要注意寨卡病毒性传播风险，所有从寨卡病毒流行地区归来的男性及女性，特别是孕妇及其伴侣应该进行安全的性行为，每次性行为均要坚持正确使用安全套。

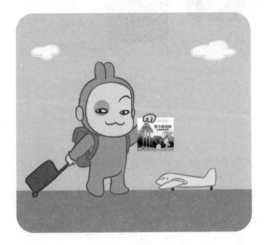

前往寨卡病毒病流行地区，首先要了解相关知识

6. 我是一名医务工作者，如何自我保护？

该病主要通过蚊虫叮咬传播。医疗机构应落实防蚊灭蚊措施，收治寨卡病例的病房应有纱门、纱窗、蚊帐等防蚊设施，院区应杀灭成蚊和清除蚊虫滋生地，切实降低蚊虫密度，防止院内感染。医务人员在开展诊疗及流行病学调查时，应采取标准防护。进入疫区、疫点进行流调、病例搜索或调查蚊媒密度时要做好个人防蚊措施，涂抹或喷洒蚊虫驱避剂。

7. 实验室人员应该如何自我保护？

按照国家病原微生物实验室生物安全专家委员会的建议，寨卡病毒按照第三类病原微生物进行管理，血标本在生物安全二级实验室（BSL-2）进行检测。实验室工作人员应按照《病原微生物实验室生物安全管理条例》等相关规定要求，做好个人防护。孕妇不宜从事寨卡病毒实验室相关工作。

8. 为应对寨卡病毒病可能的输入，目前我国已经采取了哪些应对措施？

我国卫生计生部门高度重视新发和输入传染病的防控工作，严密监测世界各地的疫情动态。南美洲的寨卡病毒病流行早已引起疾控专业机构的关注。一是保持与世界卫生组织等国际组织沟通，密切关注其他国家或地区疫情情况。二是组织中国疾病预防控制中心专家，积极开展风险评估工作，及时研判疫情输入风险，提出对策建议。三是加强部门协作，向有关部门通报中国疾病预防控制中心风险评估结果，加强部门间信息沟通。

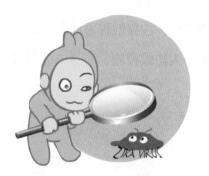

多种措施，应对寨卡病毒病可能的输入

四是参考借鉴其他国家或地区疫情防控和病例诊治进展，组织专家制定疫情防控、疾病诊疗等技术方案。五是中国疾病预防控制中心已成功研制该病毒的核酸检测试剂，掌握寨卡病毒的检测方法，正着手对省级疾病预防控制专业人员进行培训。六是组织医疗机构医务人员进行该病的识别和对症治疗知识培训。七是开展健康教育和科普宣传工作，各级疾控机构利用多媒体发布了大量的该病防控知识。

我国质检总局加强了口岸对寨卡病毒病的检疫，2015 年 12 月发出"关于防止寨卡病毒感染疫情传入我国的公告"，来自巴西、哥伦比亚、苏里南等有病例报告国家的人员，如有发热、头痛、肌肉和关节痛及皮疹等症状者，出入境时应当主动向出入境检验检疫机构口头申报。入境后出现上述症状者，应当立即就医，并向医生说明近期的旅行史，以便及时得到诊断和治疗。口岸检疫部门开展体温检测、医学巡查、流行病学调查、医学检查和实验室检测；加强卫生监督，强调防蚊灭蚊等。

卫生计生部门也将继续密切关注其他国家或地区疫情情况，加强与外交、商务、质检、公安、旅游等部门合作，根据疫情可能传入我国并可能扩散的风险，进一步做好疫情防范和应对准备工作。

9. 我们应如何配合政府开展寨卡病毒病的防控工作？

① 作为一名普通民众，应了解该疾病主要表现、危害以及传播途径、预防方法等基本知识。

② 鉴于寨卡病毒主要通过蚊媒叮咬传播，应采取措施，杀灭居家环境的蚊虫，清除室内外滋生蚊子的积水，还可以采取前述的个人防护措施防止蚊子叮咬。

③ 由于该病可以通过性接触传播，寨卡病毒病患者在体内病毒清除之前，应禁止性生活，或者在性生活时使用安全套，防止传播给他人。

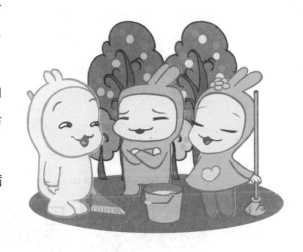

积极参与爱国卫生运动，强化清理居家和社区蚊虫滋生地

④ 有两周内前往寨卡病毒病流行国家和地区旅行史的公民，一旦发现轻微发热、皮疹、关节痛、肌肉痛等症状，要及时去医院就诊，并如实告知行程，利于医生及时诊断，配合做好流行病学调查、采样检测和个人防蚊措施。

⑤ 当本地出现寨卡病毒感染病例时，应积极配合专业机构入户进行蚊媒密度调查，积极参与爱国卫生运动，强化清理居家和社区蚊虫滋生地，切断传播链。

10. 如果我想了解更多关于寨卡病毒病的信息，有哪些渠道？

可通过以下途径进行查询：

① 国家卫生和计划生育委员会官方网站：

http://www.nhfpc.gov.cn/

② 中国疾控中心官方网站：

http://www.chinacdc.cn/

③ 健康咨询热线：12320

④ 微信公众号：健康中国；中国疾控动态

健康中国　　　　　　中国疾控动态

⑤ 世界卫生组织官方网站：

http://www.who.int/topics/zika/en/

⑥ 美国疾控中心官方网站：

http://www.cdc.gov/zika/index.html

参考文献

[1]   http://www.cdc.gov/zika

[2]   http://www.who.int/topics/zika/en/

[3]   http://www.who.int/csr/don/21-october-2015-zika/zh/

[4]   http://www.who.int/features/qa/zika/en/

[5]   http://www.who.int/mediacentre/factsheets/zika/zh/

[6]   http://www.chinadc.cn

[7]   http://www.nytimes.com/2015/12/29/health/zika-virus-brazil-mosquito-brain-damage.html

[8]   https://zh.wikipedia.org/wiki/%E8%8C%B2%E5%8D%A1%E7%97%85%E6%AF%92

[9]   http://www.bio360.net/news/show/21385.html

[10] McKenna, Maryn (13 January 2016). "Zika Virus: A New Threat and a New Kind of Pandemic".
Germination. Retrieved 18 January 2016.

[11] Knipe, David M.; Howley, Peter M. (2007). Fields' Virology (5th ed.). Lippincott Williams & Wilkins.
pp. 1156, 1199. ISBN 978-0-7817-6060-7.

[12] Jump up^ Faye, Oumar; Freire, Caio C. M.; Iamarino, Atila; Faye, Ousmane; de Oliveira, Juliana
Velasco C.; Diallo, Mawlouth; Zanotto, Paolo M. A.; Sall, Amadou Alpha; Bird, Brian (9 January
2014)."Molecular Evolution of Zika Virus during Its Emergence in the 20thCentury". PLoS Neglected
Tropical Diseases 8 (1): e2636. doi:10.1371/journal.pntd.0002636. PMC 3888466.PMID 24421913.

[13] Fauci, A.S. and D.M. Morens, Zika Virus in the Americas - Yet Another Arbovirus Threat. N Engl J Med, 2016.

[14] Schuler-Faccini L, Ribeiro EM, Feitosa IM, et al. Possible Association BetweenZika Virus Infection and Microcephaly — Brazil, 2015. MMWR Morb Mortal Wkly Rep 2016;65:59 – 62. DOI: http://dx.doi. org/10.15585/mmwr.mm6503e2.

[15] Petersen EE, Staples JE, Meaney-Delman, D, et al. Interim Guidelines for Pregnant Women During a Zika Virus Outbreak — United States, 2016. MMWR Morb Mortal Wkly Rep 2016;65:30 – 33. DOI: http://dx.doi.org/10.15585/mmwr.mm6502e1

[16] 中国科学院动物志编写委员会.中国动物志•昆虫纲（第八卷）.北京：科学出版社，1997.

[17] 国家卫生计生委.登革热诊疗指南（2014 年第 2 版）.

[18] 国家卫生计生委.登革热防治技术指南（2014 年第 2 版）.

[19] http://www.cidrap.umn.edu/news-perspective/2016/02/sexual-transmission-zika-confirmed-texas

[20] Atkinson B, Hearn P, Afrough B, Lumley S, Carter D, Aarons EJ, et al. Detection of Zika virus in semen [letter]. Emerg Infect Dis. 2016 May [date cited]. http://dx.doi.org/10.3201/eid2205.160107

[21] Transfusion-associated Zika virus reported in Brazil. http://outbreaknewstoday.com/transfusion-associated-zika-virus-reported-in-brazil-76935/